L'HOMŒOPATHIE

ET DE

SES AVANTAGES,

Par le Docteur FRANCE.

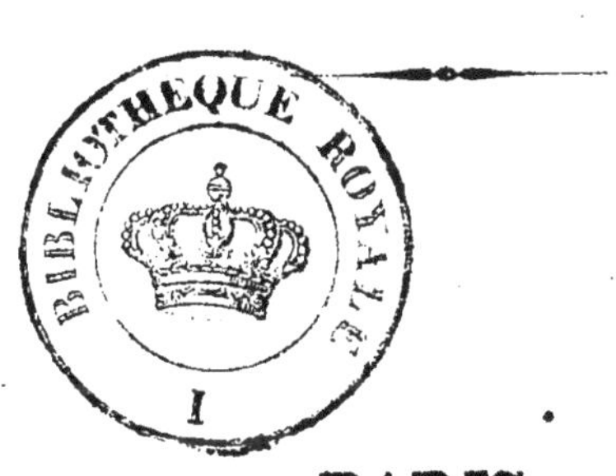

PARIS,

CHEZ BAILLIÈRE, LIBRAIRE,

RUE DE L'ÉCOLE-DE-MÉDECINE, N° 4.

ET CHEZ L'AUTEUR, FAUBOURG POISSONNIÈRE, 9.

1841.

Imprimerie César Bajat, rue Montmartre, 131.

AVANT-PROPOS.

Cet ouvrage n'est en aucune façon destiné aux médecins, car pour ceux qui partagent nos opinions nous n'avons rien à leur apprendre, quant aux autres, les faits qui se sont produits ne les ont pas encore convaincus. Notre but est de répandre une doctrine utile et d'en faire profiter l'humanité ; nous éviterons donc autant que possible les expressions techniques afin que tout le monde puisse nous comprendre. Un des meilleurs moyens sans contredit est, après une exposition comparative des différents systèmes, d'apporter des faits à l'appui de celui que l'on défend ; si l'on objecte que toute doctrine médicale cite des faits sur lesquels elle s'appuie, nous répondrons qu'au moins celle-ci en a fourni un assez grand nombre en sa faveur pour être prise en considération.

CHAPITRE PREMIER.

De nos jours où l'instruction est assez répandue pour
que chacun puisse se faire une opinion à peu près sur
toutes choses, nous croyons bon et utile d'aider le public à s'en faire une, même en médecine dont il a été
écarté pendant si longtemps ; c'est donc pour répandre
le plus possible les idées médicales nouvelles que nous
avons publié cette brochure. L'académie de Médecine
nous a jugés, dira-t-on ; si respectable que l'on trouve ce
jugement, il ne nous est pas possible de le reconnaître
sans appel ; combien en effet de combats n'ont pas eu
à soutenir, devant les corps savants, la plupart des nova-
teurs, il serait trop long de le rappeler ici. Les idées
qu'ils ont émises ont-elles été refoulées par les juge-
ments dont le temps a fait justice? Au contraire, la discussion a appelé l'attention du public, et si ces systèmes
ne sont restés complétement ce qu'ils étaient au point
de départ, ils ont enrichi la science de leurs dépouilles.
Qu'est en effet la science médicale actuelle, sinon un
assemblage de formules appuyées sur les débris des différents systèmes antérieurs? Nous aussi nous voulons en
appeler au public et le rendre juge en notre cause; non

pas que nous prétendions discuter devant lui, dans leurs détails scientifiques, des théories médicales auxquelles il est nécessairement étranger, et sur l'efficacité desquelles il ne pourrait prononcer avec des lumières suffisantes; mais nous voulons lui exposer d'une manière simple, abrégée, lucide, les principes généraux et en quelque sorte philosophiques de la doctrine nouvelle. Ce sont les médecins qui nous sont opposés qui les premiers ont agité devant le public les questions que nous voulons débattre; mais comment l'ont-ils fait? ils ont espéré discréditer facilement une théorie qui reposait sur de nouveaux principes, en poussant ces principes à des exagérations ridicules; en cherchant à grand'peine des analogies burlesques, des plaisanteries toujours faciles, et plus faciles, nous l'avouerons sans peine, quand il s'agit d'une théorie contraire à toutes les idées que l'on s'était jusqu'alors formées. Cependant plaisanter n'est pas raisonner, ces jeux d'esprit peuvent amuser pendant quelques instants, on les oublie, leur effet s'éteint et le champ s'ouvre alors pour une discussion sérieuse ; de cette discussion, nous l'espérons, il résultera, en ce qui nous concerne, que la théorie homœopathique est simple, plausible, probable même, qu'elle ne renferme rien de contradictoire, qu'elle ne présente aucune face ridicule. Ceci posé, les faits établiront le reste. ·

Mais avant de nous occuper d'homœopathie et de la justifier du reproche qu'on lui fait d'être incohérente et extraordinaire, jetons un coup d'œil sur les anciennes doctrines ou sur ce qui en reste et forme la médecine actuelle. Nous ne pouvons avoir la pensée de donner ici une exposition complète des mille systèmes qui ont divisé la science, depuis que tant bien que mal la médecine est une science ; il n'est pas inutile cependant que nous indiquions les traits principaux des systèmes qui ont laissé dans la pratique une trace plus profonde.

Remontons à la source, commençons par Hippocrate, le père de tous ; car c'est encore des principes posés par lui que les praticiens d'aujourd'hui cherchent à tirer des conséquences. Hippocrate, d'abord, n'ayant aucun point de départ, se fondait sur l'observation, c'est-à-dire sur l'examen des faits ; sa médecine était le plus souvent expectante, il se bornait à suivre la nature dans ses efforts pour rétablir la santé et à la contrarier le moins possible ; plus tard il chercha à l'aider par quelques médications. Son corps de doctrine est entièrement composé d'aphorismes dans lesquels se trouvent les indications des jours critiques des maladies. On y remarque aussi des aphorismes ayant trait aux diverses médications, comme par exemple : Le vomissement guérit le vomissement, les contraires guérissent les contraires, etc. Cette doctrine, qui a été modifiée par celles qui lui ont succédé, est encore mise en vigueur dans beaucoup de cas.

Les médecins, qui ont succédé à Hippocrate, se sont divisés en deux parts : les uns, attribuant tout à la force médicatrice de la nature, ont eu seulement pour but d'attendre ou de stimuler cette force suivant les cas ; les autres, au contraire, croyaient à la guérison des maladies par la seule action des médicaments. Parmi les premiers qu'on appelait vitalistes, nous citerons Van Helmont, Sthal, Paracelse, etc., puis l'école de Montpellier qui a conservé ce feu sacré jusqu'à nos jours. Les seconds, plus nombreux, ont vu les maladies dans la plus ou moins grande quantité d'humeurs, et cherchaient à débarrasser l'organisme à l'aide de médicaments, dont les uns, selon eux, avaient la propriété de chasser la bile, les autres les glaires, etc. De là, sont venues les expressions de bile recuite, d'humeurs âcres, qui ont valu à leurs auteurs et leurs adhérents le nom d'humoristes.

Il est remarquable qu'aux diverses époques de progrès des sciences accessoires à la médecine, celle-ci a toujours été influencée par la marche de ces sciences. Ainsi alors que la chimie prenait du développement, on a voulu tout expliquer, partant tout guérir par la chimie ; cela n'était qu'une addition à l'humorisme. On a même voulu expliquer, les phénomènes physiologiques de cette manière en comparant l'estomac à une cornue et rapprochant les phénomènes de la digestion de ceux de la distillation. La marche des sciences physiques a aussi influé sur la médecine, et l'électricité a été regardée par beaucoup de médecins comme un agent à l'aide duquel on devait guérir toutes les maladies, supposant probablement que ces maladies dépendaient du plus ou moins d'électricité du corps humain.

Plus tard, les circonstances ayant permis de se livrer à l'étude de l'organisation humaine, on a pu examiner après la mort les traces des maladies auxquelles les sujets avaient succombé. Alors est arrivée la secte des anatomo-pathologistes, c'est-à-dire de ceux qui, rapprochant les phénomènes observés pendant les maladies des lésions constatées après la mort, ont cherché à diriger leur traitement de manière à empêcher autant que possible ces désorganisations. Malheureusement cette théorie, qui au premier coup d'œil paraît promettre tout ce que l'on peut désirer, est purement spéculative, et bien qu'elle ait, comme les autres, apporté des modifications heureuses au traitement des maladies, elle n'a cependant pu poser des bases solides parce qu'indépendamment d'autres raisons, les altérations que l'on rencontre après la mort sont loin d'être ce qu'elles étaient au point de

départ; de plus les causes de mort ne laissent pas toujours de traces appréciables. De cette secte est née la
doctrine physiologique illustrée par Broussais qui, cons-
tatant par de nombreuses autopsies des injections sanguines dans les organes, attribua toutes les maladies à
des inflammations qui furent divisées en inflammations
franches, dans lesquelles se trouvaient renfermées les
maladies aiguës (celles dont la marche est rapide), et
subinflammations pour les maladies chroniques (celles
dont la marche est lente et les symptômes peu marqués
au début). Les maladies de ces deux classes, produites
toujours, selon Broussais et ses disciples, par une même
cause plus ou moins intense, devaient toujours disparaître
sous l'influence du même traitement ; il n'y avait pour
guérir le malade qu'à lui tirer du sang de quelque
manière.

Cette méthode, quelquefois bonne dans certains cas de
maladies aiguës, devenait une erreur manifeste en se
généralisant ; aussi, après avoir obtenu du vivant de son
auteur une vogue incroyable parmi les médecins, ce
système n'a laissé, comme les autres, que quelques dépouilles à la science et n'a pu surnager dans son entier.

Il est encore une médication née au milieu de ce con-
flit et qu'on a appelée médecine empirique, c'est-à-dire
médication basée sur la connaissance de faits antérieurs
semblables ; mais si l'on y porte attention, on verra
qu'une même maladie est très différente chez deux malades, qu'elle est modifiée par leur tempérament, leurs
habitudes, leur âge, et souvent par un traitement anté-
rieur. C'est à cette médecine qu'il faut rattacher une
foule de moyens inexplicables dans leur action intime
si ce n'est par l'homœopathie, et qu'on emploie en dé-
sespoir de cause. Parmi ces moyens qui réussissent

quelquefois sans qu'on ait pu s'en rendre compte, je
rangerai certains spécifiques découverts par nos devan-
ciers : par exemple l'emploi du soufre dans les maladies
de la peau, du mercure dans les maladies syphilitiques,
du quinquina dans les fièvres intermittentes, de l'opium
dans les maladies nerveuses ; enfin les eaux minérales
pour toute maladie qui n'a pas cédé aux autres moyens.
L'application de ces eaux, souvent ne présente pas de ré-
sultats sensibles, quelquefois en produits de fâcheux parce
qu'elles ont été étudiées d'un mauvais point de vue. Comme
on le voit, une pareille médecine est un chaos, et, bien que
dans quelques cas exceptionnels il soit permis d'y avoir
recours, cela ne suffit pas pour constituer une doctrine.

Il y a bien encore eu d'autres systèmes, celui de
Razori par exemple, qui, sous le nom de contro-stimu-
lisme, prescrivait ses médicaments à hautes doses, probablement avec le but de déterminer une réaction salu-
taire ; mais cette doctrine, qui trouve son application
dans certains cas rares, ne saurait se généraliser sans
danger. Quant aux autres systèmes, le temps en ayant
fait justice, nous nous abstiendrons d'en parler.

La médecine, en vogue de nos jours, participe de
toutes celles que nous venons d'énumérer, et sous le
nom d'éclectisme ou de médecine soi-disant rationnelle, choisit ce qu'il y a de mieux. Sans doute cela
serait bien, s'il était possible que cela fût ; mais avec une
pareille médecine, sans règle et sans corps de doctrine,
tout est laissé à l'arbitraire de chacun.

Voilà donc ce qu'est la médecine actuelle, qui peut
se formuler en trois mots, *mettre, ôter, dériver.*

Mettre, dans les cas appelés anémiques, c'est-à-dire d'organisation appauvrie ; c'est ordinairement à l'aide d'un régime succulent, aidé de médicaments appelés à tort ou à

raison *toniques*, que l'on remplit cette indication.

Ôter, dans les maladies aiguës à l'aide de saignées, et laisser perdre à l'organisme au moyen de la diète.

Dériver, c'est-à-dire créer sur un organe bien portant une maladie momentanée, à l'aide de laquelle on cherche a déplacer sa maladie principale ; c'est ordinairement la médication des maladies aiguës vers leur terminaison.

Certainement, si le corps de l'homme était seulement un composé de matières, une pareille médication se concevrait, car on pourrait rétablir l'équilibre en mettant d'un côté ou en ôtant de l'autre ; mais la force vitale est pour quelque chose dans les phénomènes de la vie, on ne saurait l'oublier, et si l'on guérit par de pareilles médications, et l'on guérit, cette guérison ne peut s'expliquer que par l'action de cette même force vitale, qui, en même temps qu'elle réagit contre la médication pour rétablir l'équilibre troublé par elle, repousse aussi l'agent morbifique qui enrayait l'organisme.

En dehors de ces trois médications, il faut placer la médecine palliative, celle qu'on emploie en dernier lieu pour calmer les douleurs du malade qu'on n'a pu guérir. C'est par l'usage des médicaments appelés calmants qu'on remplit cette indication, mais malheureusement ces médicaments, qui sont calmants pour quelques malades, sont des excitants énergiques pour d'autres. L'opium, par exemple, qu'on emploie fréquemment dans les cas désespérés, calme souvent les douleurs par son action primitive qui est assez courte, puis, quand cette action est passée, les douleurs deviennent plus intolérables ; de là, la nécessité d'en répéter les doses et de les augmenter. Ainsi, je connais un confrère qui, pour calmer ses douleurs de tête, a été obligé de porter la dose de ce médicament à cent vingt grains dans les vingt-quatre heures et cela pendant deux ans. Qu'est-il arrivé? Ses facultés se sont éteintes graduellement, il a perdu l'ouïe, sa vue s'est affaiblie considérablement; les secours de l'homœopathie lui ont été utiles, il a pu diminuer de beaucoup ses doses d'opium, et descendre à quinze grains au lieu de cent vingt; mais le coup porté était trop violent, et il est malheureusement probable que le malade ne recouvrera jamais une santé complète.

D'après ce que nous venons de voir de la médecine éclectique, on peut conclure ce fait qui se vérifie tous les jours: c'est que les médecins n'ayant entre eux aucun lien de doctrine, chacun a une manière de voir différente, que, par conséquent dans une maladie donnée, si vous consultez plusieurs médecins sans leur communiquer leurs prescriptions, vous aurez autant de prescriptions différentes que vous aurez vu de médecins. Mais ce qui nous étonne, c'est que, bien que la médecine éclectique emprunte à la nouvelle doctrine que nous exposerons plus bas, elle n'a jamais cru devoir le faire ouvertement; est-ce par mauvaise honte ou tout autre motif? nous l'ignorons. Cependant on ne devrait pas s'attendre à trouver chez eux la morgue des inventeurs.

Les différents systèmes que nous venons de passer en revue successivement ont été en progrès les uns sur les autres, et si quelques-uns sont restés en faveur pendant un temps plus ou moins long, c'est parce que ceux auxquels ils succédaient laissaient des lacunes que l'on espérait remplir par les nouveaux. Le progrès a été la pierre philosophale de toutes les époques, et si l'on n'a pas toujours trouvé ce que l'on désirait, on a souvent modifié en bien ce qui existait déjà : tout homme instruit se trouve donc naturellement entraîné à étudier les systèmes nouveaux, pour les comparer aux précédents et asseoir son jugement. Je ne sais si l'esprit humain avance ou s'il ne fait que tourner (ce qui parait probable), mais si le cercle qu'il parcourt est immense, et si les générations perdent le souvenir de ce qui a précédé, n'est-ce pas absolument la même chose? Nous croyons donc aider le progrès en propageant l'homœopathie qui, après tout, ne diffère pas plus de la médecine d'Hippocrate, que cette dernière, de celle de Broussais. C'est un système de plus, système dans lequel au moins on se rend compte de l'action des médicaments, et dans lequel on trouve pour la plupart des cas des indications précises. Si plus tard quelque chose de meilleur venait à paraître en médecine, nous serions des premiers à nous inscrire pour sa défense, toutefois après un examen réfléchi et long temps médité, ainsi que nous l'avons fait pour l'homœopathie. Ceci posé, voyons ce qu'est la médecine homœopathique que nous proposons.

CHAPITRE II.

La doctrine médicale, connue sous le nom d'homœopa
thie, est née en Allemagne vers la fin du siècle dernier ;
elle est basée sur un phénomène organique connu sous
le nom de réaction ; on appelle ainsi l'effort que fait
l'organisme pour repousser, par une action opposée,
le trouble qu'une action morbifique a apporté dans son
sein. Cette réaction n'est naturellement possible, que si
l'organisme n'a pas été trop violemment frappé par l'action primitive ; on voit qu'ici la force vitale joue le
principal rôle.

Pour rendre cette explication plus claire, nous allons
l'appuyer d'exemples qui se présentent journellement.
Lorsqu'un individu est soumis pendant quelque temps
à un abaissement de température, le sang se reporte de
la périphérie au centre ; la circulation devient moins ac-
tive, finit même par s'arrêter dans les vaisseaux capil-
laires cutanés ; la peau devient d'un blanc cadavéreux.
Le froid gagne de proche en proche, et les phénomènes,
qui d'abord avaient leur siége à la peau, s'étendent
successivement à tout le corps ; la circulation générale
diminue, s'arrête bientôt ; l'individu perd connaissance,

et succombe s'il reste trop longtemps dans cet état. Tels sont à peu près les phénomènes de la congélation. Si, avant d'arriver au terme fatal, le malade reçoit des secours, voyons ce qui se passe suivant les moyens employés.

Cherche-t-on à exciter la force vitale ou réactionnaire à l'aide de frictions froides, et en faisant passer successivement le malade par des températures moins basses; on voit alors, après un certain temps, qu'on ne saurait préciser, la circulation reprendre peu à peu son cours, aller en augmentant, et bientôt dépasser l'état normal, de telle sorte qu'il se développe une véritable fièvre inflammatoire qui dure peu de temps, et après laquelle le malade se rétablit complétement. C'est toujours ainsi que l'on procède dans les cas semblables. Cette fièvre momentanée est le produit de la réaction.

Cependant, si on agit contrairement, c'est-à-dire, si au lieu de le faire passer graduellement par des températures moins basses, on place le malade subitement dans un lieu chaud, qu'on le frotte avec des étoffes chauffées, il arrive que l'on tue, pour ainsi dire, la force de réaction, et que si la congélation est générale, l'individu succombe rapidement; si elle est partielle, la partie frappée tombe en gangrène. Voilà un exemple qui, à ce qu'il nous semble, fait comprendre ce qu'en médecine, on nomme force réactionnaire, ou simplement réaction.

Pour en joindre un autre du même genre, ne sait-on pas que lorsque l'on a froid aux doigts, en hiver, il suffit de les frotter avec de la neige, et qu'après quelques minutes, ils deviennent rouges et brûlants? Ce que nous venons de dire pour les congélations, peut s'expliquer aux brûlures; bien entendu que, dans tous les cas, il faut employer les moyens avec discernement, et en général pendant un temps assez court, mais suffisant pour exciter la réaction ; ainsi, il ne faudrait pas plus, dans un cas de congélation, plonger le malade dans la neige et l'y laisser longtemps, qu'il ne faudrait, dans un cas de brûlure, brûler davantage le malade, c'est là une notion de simple bon sens.

Ce principe, si évident pour les deux cas que nous venons d'examiner, peut-il se généraliser et devenir la base d'une théorie médicale ? Des expériences ont été dirigées vers ce but ; si, disait-on, une maladie donnée doit céder à un moyen curatif capable de produire des symptômes analogues à ceux qu'elle présente, il suffira, pour trouver le moyen, d'expérimenter, sur des organismes aussi sains que possible, une série de substances diverses, en notant avec soin tous les symptômes qu'elles développent. On n'aura plus alors qu'à appliquer à chaque affection le médicament qui, conformément au principe, produit, chez un individu sain, une maladie semblable, et afin d'augmenter cette matière médicale, on a profité des cas d'empoisonnement pour étudier l'action des substances qui n'auraient pu être expérimentées sans danger.

Ces travaux, qui ont amené à découvrir l'action intime des médicaments, ont aussi fait connaître les actions qu'ils exercent les uns sur les autres ; ainsi il en est qui augmentent l'action de ceux qui les ont précédés, d'autres, au contraire, qui la diminuent ou l'annihilent complétement ; ces derniers sont connus sous le noms d'antidotes. Cette matière médicale, ainsi faite, est un *compendium* de spécifiques lorsqu'ils sont convenablement appliqués. Nous avons vu, dans le chapitre précédent, que la médecine ancienne possède quelques spécifiques, rares à la vérité, et pour quelques cas donnés. Eh bien ! la matière médicale homœopathique en fournit un très grand nombre ; c'est déjà, à ce qu'il nous semble, un avantage.

Doses et mode d'administration des Médicamens.

Comme ici le but que l'on se propose, est d'agir momentanément dans le sens de la maladie pour solliciter la réaction organique, il n'est jamais nécessaire de donner une dose forte. En agissant de cette manière, il en résulte cet avantage que, non seulement la réaction est peu marquée, mais encore que si le médecin se trompe, et cela peut arriver (moins souvent, à la vérité, que dans l'ancienne médecine, puisque les indications sont plus précises) ; au moins le malade n'en souffre pas, car la dose n'est jamais assez forte pour porter du trouble dans l'organisme. Quant à préciser les doses, cela nous paraît impossible, les organisations étant différentes, les doses doivent l'être nécessairement ; néanmoins, la préparation développant la force d'action des médicaments, et l'emploi étant différent, les doses doivent être en général inférieures à celles de l'ancienne médecine ; du reste, quelle que soit la médecine que l'on pratique, il est de règle d'approprier, autant que possible, les doses des médicaments à la constitution, l'âge, le sexe du sujet auquel on l'administre, et de tenir compte des circonstances dans lesquelles il vit. La dose est de peu d'importance, pourvu qu'elle soit assez forte pour solliciter une réaction, pas assez pour déterminer un trouble inutile.

Quant au mode d'administration, il est convenable d'administrer les médicaments séparément, et d'attendre le temps nécessaire pour que l'action du premier soit épuisée pour passer à un autre. Il est évident, en effet, que si vous administrez vos médicaments coup sur coup, vous ne laisserez pas à la réaction le temps de se manifester, et vous ne ferez qu'ajouter un autre trouble au premier. En cela, la médecine homœopathique diffère essentiellement de l'ancienne, qui emploie quatre, six, et jusqu'à douze médicaments ensemble, de telle sorte, qu'il est complétement impossible de se rendre compte du résultat obtenu ; souvent même on voit figurer des antidotes dans les mêmes formules. Sous ce rapport, la médecine homœopathique nous semble suivre une marche plus rationnelle. Cette médecine, qui adopte pour principe : *Similia similibus curantur*, ne veut pas dire : les semblables guérissent par les semblables, mais bien plus tôt : les semblables guérissent par les analogues. En effet, en prenant à la lettre l'aphorisme latin, on pourrait croire que l'on guérit les maladies par des maladies semblables ; par exemple : la gale par la gale, au lieu de la traiter par des moyens spécifiques, tels que le soufre et quelques autres, qui ont la puissance de déterminer chez l'homme des démangeaisons à la peau, et des boutons qui présentent une analogie complète avec ceux de la gale, sans cependant pouvoir donner cette maladie.

Régime.

On a souvent dit que toute la valeur de la médecine homœopathique était dans son régime ; eh bien ! ce régime consiste simplement dans la privation de toute espèce d'épices, que l'on peut considérer comme des médicaments dans beaucoup de cas. Nous citerons, entre autres, le poivre, la canelle, le girofle, le gingembre, le café, qui sont des excitants du système nerveux. Sont aussi exclus : les vins purs, les liqueurs, les acides ; ces derniers ayant la propriété d'activer l'action de certains médicaments, et d'annuler celle de quelques autres. Voilà ce qu'est en général le régime ; il est vrai de dire que, quand les voies digestives sont le siége de la maladie, il faut quelquefois interdire au malade tout aliment de difficile digestion ; ceux qui provoquent des renvois, des nausées qui amènent de la torpeur, de la somnolence, qui déterminent de la constipation ou de la diarrhée. En effet, il serait aussi peu convenable de les lui permettre, avant d'avoir amélioré l'état de l'estomac ou des intestins, que d'ordonnerez des aliments peu nourrissants aux individus lymphatiques. Il est aussi quelquefois nécessaire d'éviter les odeurs fortes, cela a principalement rapport aux femmes dont le système nerveux, se trouvant plus impressionnable, est plus facilement ébranlé ; de telle sorte, qu'il n'est pas rare de voir survenir des maux de tête fréquents, des évanouissements et un état de langueur très marqué, quand elles en font abus. Je ne vois véritablement pas quelle puissance, un pareil régime peut avoir, autre que celle de ne pas entraver l'action des médicaments.

Voilà donc cette médecine qui a provoqué tant d'objections, soulevé tant d'antipathies dont nous éviterons de rechercher la cause. Quant aux objections, il serait impossible ici de répondre à toutes ; cependant, nous essaierons de le faire pour quelques-unes des plus saillantes. Ainsi, l'on a attaqué les doses, on nous a dit : Mais vous ne donnez rien ou presque rien, et vous voulez guérir ? Sans doute, on aurait pu répondre · Vous

donnez tant, et vous vous étonnez de ne pas guérir ;
mais cette réponse n'eût pas paru suffisante. A cette objection, nous répondrons donc sérieusement que le
principe n'est pas dans la dose, mais dans la spécificité du
médicament ; choisissez-le bien, et administrez-le convenablement. Il est des cas où la dose est de peu d'importance, il en est d'autres où elle opère des aggravations
dangereuses si elle est trop forte, et cela se conçoit,
puisque vous agissez dans le sens de la perturbation
existante pour solliciter la force réactionnaire. Lorsque
les doses sont trop fortes, l'organisme s'en débarrasse
le plus souvent, la médication reste sans effet, le trouble
produit pour déterminer sa sortie est le seul qui résulte
de son action ; cela se voit même dans les cas d'empoisonnement ; l'estomac irrité rejette ordinairement le
poison, et c'est à la portion absorbée, ou dont il n'a
pu se débarrasser, que s'adresse toute médication
ultérieure. Parmi les objections que j'ai entendu faire,
je me rappelle celle-ci : D'après votre principe, disait-
on, quand on a une indigestion, il faudrait pour la guérir s'en donner une seconde ? L'objection est plaisante,
sans doute, mais rien de plus. Enfin les uns ont dit que
nous faisions avaler d'énormes quantités d'eau, d'autres,
que nous ne donnions rien aux malades, mais voyant
qu'on n'arrivait pas au but, on a fini par dire que tous
nos malades mouraient empoisonnés ; il est difficile de
concilier autant d'opinions diverses, aussi n'y préten-
dons-nous pas. Si nous recherchons dans l'ancienne
médecine les cas de guérison obtenus d'après le principe homœopathique, nous en trouverons de nombreux
exemples. Combien n'a-t-on pas guéri d'entérites ou de
gastrites chroniques par des excitants ! cela se fait encore
de nos jours ; n'emploie-t-on pas des vésicatoires ou des

cautérisations dans les érysipèles ambulants ou phleg-
moneux? La cautérisation de certains organes enflammés,
a-t-elle un autre but que de solliciter la réaction de l'organisme, qui, repoussant à la fois médication et maladie,
amène la guérison? Le soufre, administré dans les maladies de la peau, agit-il autrement qu'en stimulant cet
organe? N'en est-il pas de même du quinquina, à l'égard
de certaines fièvres intermittentes, qu'il a puissance de
guérir, car il ne les guérit pas toutes? Ne trouve-t-on pas
un aphorisme d'Hippocrate, dans lequel il indique le
poivre à l'intérieur, dans certaines maladies aiguës de
poitrine, même lorsque ces maladies sont accompagnées
de crachements de sang (1). Nous n'en finirions pas, si
nous voulions récapituler toutes les médications anciennes qui se rattachent au principe homœopathique ;
nous dirons, en terminant cet article, qu'il n'y a pas plus
de doctrine sans exception que de loi; que la meilleure est
celle qui en renferme le moins. L'homœopathie est, à
notre avis, dans ce cas; cependant, nous devons l'avouer,
car nous cherchons avant tout la vérité, le système que
nous développons ici, ne s'est pas toujours trouvé infaillible. Qu'y a-t-il, en effet, d'infaillible en ce monde? soit que
les moyens d'expérimentation, qui touchent à l'homme,
ne permettent pas de découvrir certains phénomènes,
soit que l'explication de quelques autres se rattache
à des vérités plus hautes, qu'il ne nous est pas donné
de pénétrer. La médecine ne peut pas plus que toutes
les autres sciences, sur lesquelles s'exercent les facultés
humaines, prétendre à la vérité absolue, sans voile
et sans mélange d'erreurs; mais pour nous, que cette
insuffisance afflige, nous cherchons avec bonne foi tous

______

(1) Liber t. de morb.

les moyens d'y suppléer, et toute médecine est bonne à nos yeux, quand elle guérit, et quand elle guérit vite. Nous serions aussi disposés à préconiser une doctrine nouvelle qui nous semblerait en progrès sur les précédentes, que nous sommes résolus à propager l'homœopathie, dans laquelle nous croyons découvrir le dernier mot de la science.

Sans doute, nous n'avons pas fait un exposé complet de la doctrine homœopathique ; telle n'a pas été notre intention. Nous terminerons en produisant des observations curieuses, qui, mieux que tous les raisonnements possibles, en démontreront la valeur. Pour éviter toute supposition de partialité de notre part, nous les puiserons en partie dans les archives des pays où l'homœopathie se pratique avec succès.

CHAPITRE III.

OBSERVATIONS.

MALADIES DE LA TÊTE.

1re Mme G., âgée de quarante ans, était depuis dix ans sujette à une migraine avec douleur de battement dans la tête et vomissements pendant les accès qui se répétaient dès que la malade entrait dans un endroit chaud ; aussi, depuis longtemps, lui était-il impossible d'assister à un spectacle. Cette affection, qui était accompagnée de constipation opiniâtre, céda en huit jours à une seule dose de *natrum m.* Il y a de cela six ans, et la maladie n'a pas reparu.

2e *Observation.* Une douleur lancinante très violente au front et aux yeux, qui tourmentait le malade jour et nuit depuis quatre jours, fut enlevée par une dose de *coloquinte* ; cette douleur était accompagnée de chaleur générale, constipation, fièvre.

3e *Observation.* Jean Schulz, soldat d'artillerie, âgé de quarante-cinq ans, avait, depuis deux ans, des maux de tête terribles ; il prit une goutte de teinture de médi cament convenable, et, trois jours après, les douleurs disparurent pour toujours.   (*Archives*).

4ᵉ *Observation*. Une jeune femme, d'ailleurs très bien portante, était prise chaque après-dîner, depuis quinze jours, de violents maux de tête qui disparaissaient le soir. Douze gouttes de teinture de *kina* à jeun, et les maux de tête ne reparurent plus.   (*Archives*).

5ᵉ *Observation*. M. Verdier, rue des Martyrs, fut pris, en se levant, de vertiges tournoyants, tels qu'il lui fut impossible de faire un pas sans risquer de tomber ; il se mit au lit et me fit appeler. Il est replet, d'un tempérament sanguin, et craignait une attaque d'apoplexie ; le pouls dur, la face rouge, les yeux fixes m'engagèrent à prescrire *aconit*. Le soir, les symptômes avaient disparu, le malade se leva, et le lendemain il alla à son bureau.

6ᵉ *Observation*. Hyppolite Leclerc fut pris à sa pension d'une fièvre cérébrale, qui fut traitée pendant douze jours avec assez de succès par la médecine ordinaire ; mais le malade, d'un tempérament très nerveux, ne se remettait pas vite, et les nuits étaient toujours accompagnées de délire avec cris. La mère le fit ramener chez elle, où je le vis ; sa peau était sèche et rugueuse, sa soif grande, beaucoup de faiblesse, à peine s'il pouvait se tenir sur son séant. *Belladone* lui fut administrée avec assez de succès, les nuits devinrent tranquilles ; mais la déperdition, qu'il avait faite pendant le traitement, menaçait de donner lieu à une convalescence assez longue. Quelques jours après, *bryone*, qui succéda à *belladone* comme médication, amena des selles assez abondantes ; la peau devint moins sèche, l'appétit commença à se manifester, et, en quelques jours, le malade se remit complétement.

Étourdissements.

7e *Observation.* Ar. de H., jeune femme de vingt-cinq ans, souffrait depuis ses couches, qui avaient eu lieu huit mois auparavant, de vertiges à tomber, avec décomposition des traits; le plus souvent les phéno-mènes avaient lieu le matin Une dose de médicament administrée le 22 avril 1836, enleva tous les symptômes en huit jours.

8e *Observation.* Mury, trente-cinq ans, atteint de ver-tiges depuis cinq mois avec pesanteur de la tête, engour-dissement du côté droit du corps, et crampes dans les membres du côté malade, fut guéri en un mois par cinq doses de médicament. Les saignées générales et locales avaient été employées, pendant des mois, sans succès.

Maladies des Yeux.

9e *Observation.* H. W. de M., âgé de cinquante-trois ans, robuste et du reste bien portant, avait mal aux yeux depuis longues années. Le droit était déjà détruit, et l'orbite vide ; le gauche était très trouble, il y éprou-vait des élancements et voyait fort mal ; le jour, il avait comme des mouches devant l'œil, et le soir, il voyait une espèce d'arc-en-ciel autour de la lumière. En trois mois, l'œil gauche fut sauvé, et devint plus clair qu'il ne l'avait jamais été depuis vingt ans,

10ᵉ *Observation.* N. de G. , jeune fille de dix-huit ans, avait contracté la gale, l'été précédent. Elle avait été mal traitée, et les suites ne tardèrent pas à se manifester par une ophtalmie violente avec suppuration des yeux qui étaient fermés par l'enflure. Les règles n'avaient pas encore paru ; le 15 janvier 1856, une dose de *pulsatille* quatre gouttes de teinture, suivie, quinze jours après, de *causticum*, suffit pour guérir les yeux et faire reparaître les règles.

11ᵉ *Observation.* Une cataracte, déjà formée chez un jeune garçon scrofuleux de douze ans, a été guérie, en deux mois et demi, par quelques doses de soufre et de pulsatille. Ces cinq observations sont tirées des *Archives*, tome IX.

Maladies de la gorge.

12ᵉ *Observation.* Mˡˡᵉ B. , seize ans, blonde, fut prise en 1859 d'un mal de gorge, qui lui revenait régulièrement à l'époque des règles ; l'amygdale gauche avait acquis le volume d'une noix ; en trois jours la maladie se dissipa, mais revint à l'époque suivante. L'amygdale étant restée dure et engorgée, je conseillai à la malade un traitement plus long, mais elle s'y refusa et préféra être débarrassée rapidement ; l'amygdale étant indurée, j'en fis l'excision, et depuis la maladie n'a pas reparu.

13ᵉ *Observation.* M. Julien fut pris, dans la journée du 15 septembre 1859, d'un mal de gorge à la suite d'un refroidissement. Lorsque je le vis, il avait une fièvre ardente, la gorge et les amygdales rouges ; il pouvait à peine avaler sa salive. *Aconit*, une goutte, diminua la fièvre, mais le mal de gorge ne céda qu'à *belladone* et *mercure*; le troisième jour, le malade put reprendre ses occupations.

Coryza ou rhume de cerveau.

14° *Observation*. Cette incommode affection cède habituellement en quelques heures, lorsqu'elle est aiguë, et que le malade est sain d'ailleurs; le coryza chronique est plus tenace et indique presque toujours une affection interne.

15° *Observation*. Un coryza, sec, avec perte de l'odorat et écoulement d'une matière purulente, accompagné de douleurs déchirantes dans le côté gauche de la tête et dans l'œil, fut guéri en quelques jours par *pulsatille*, *natrum*, *m.* et *anacardier*.

16e *Observation*. Un autre de même nature, chez un homme de quarante ans, qui le portait depuis six ans, fut guéri en un mois par *pulsatille*, *calcarea* et *soufre*.   (*Archives*.)

Affections de poitrine.

Les affections de poitrine sont les plus communes, et il n'est pas rare de voir une phthisie pulmonaire succéder à un rhume négligé, qui s'empire lorsque le malade est d'une mauvaise constitution. Si, au début, le malade n'est pas soigné convenablement, son état devient tel quelquefois qu'il est au-dessus des ressources de l'art; cependant, on a vu des malades, dans cet état, devoir leur guérison au traitement homœopathique.

17e Observation. Gabriel Houchard, rue Meslay, 60, âgé de vingt ans, militaire, entré à l'hôpital de Versailles pour une affection de poitrine, fut réformé, considéré comme poitrinaire, et incapable de servir plus long-temps. Lorsqu'il se confia à mes soins, il avait une toux chronique datant de quatre mois, avec crachats jaunâtres de mauvaise nature ; il était dans un état d'amaigrissement assez grand ; deux mois après, sa toux avait disparu, son appétit et son embonpoint revinrent petit à petit, et depuis trois ans il n'a jamais été malade.

18e Observation. Mlle O. souffrait depuis deux jours d'un catarrhe, joint à des élancements dans les oreilles, et une irritation inflammatoire des tousilles. *Belladone* procura un grand soulagement, le même médicament, répété le lendemain, détermina une crise, à la suite de laquelle la malade fut débarrassée de son catarrhe.

19e Observation. La fille de Mme Leclerc, âgée de cinq ans, tempérament sanguin nerveux, blonde, fut prise, en 1838, après un refroidissement, d'une toux sèche qui présentait quelque analogie avec le croup ; la face était pourpre dans les accès, la nuit il y avait eu délire, chaleur brûlante de la peau, rougeur de la langue, soif intense. Un médecin fut appelé, ordonna des sangsues au col, cataplasme sur le ventre, qui était tendu et douloureux, lavements, potion pectorale, diète. La malade, qui était très volontaire et gâtée, ne voulut jamais se laisser appliquer les sangsues, la mère n'eut pas le courage de les lui mettre de force, et le médecin déclara, à la deuxième visite que, si on ne suivait sa prescription, l'enfant mourrait en trois jours. Sur ces entrefaites, on me fit appeler ; je prescrivis *aconit* toutes les heures, le lendemain, *belladone* de la même manière, et le troisième jour, le reste de la maladie, qui consistait en une toux sèche, céda à une dose de *foie de soufre*.

20e *Observation*. Mme Frédieu, rue du Temple, 124 , était depuis six mois atteinte d'une affection de poitrine, caractérisée par des accès d'oppression avec palpitations de cœur, à croire que la malade allait étouffer ; les accès revenaient principalement le soir. Depuis le commencement de sa maladie, elle avait été traitée, sans succès, par divers médecins qui avaient considéré cette maladie comme un anévrisme du cœur. Allant de plus en plus mal, elle me consulta le 29 juillet 1840, et le 24 août, après moins d'un mois de traitement, elle était complétement débarrassée de cette cruelle maladie.

Maladies du cœur.

21e *Observation*. Gaëtano Deffrote, petit garçon de douze ans, robuste et gros, très musculeux, exercé de bonne heure à la gymnastique, fut attaqué d'une inflammation du cœur qu'on traita allopathiquement ; quoique délivré de cette maladie aiguë, il ne recouvra jamais ses forces et petit à petit les battements du cœur devinrent si forts qu'il ne pouvait rien faire. Pendant deux ans qu'il resta en traitement, il en était venu au point de ne pouvoir se remuer dans son lit ; il ne pouvait dormir que la tête très élevée. Trois médecins déclarèrent qu'il n'y avait rien à faire, que le malade avait un anévrisme de l'aorte ou une excroissance polypeuse, et qu'il était incurable. C'est alors qu'on eut recours à l'homœopathie, malgré les sarcasmes et les moqueries des médecins. Le 1er février, le traitement fut commencé, *spigélie*, *calcarea* et *jusquiame* furent employées successivement et en 25 jours le malade était guéri au grand étonnement des médecins et à la grande satisfaction des parents. (*Archives*. t. ix.)

Il nous est arrivé de traiter des maladies semblables avec plein succès quand il n'y a pas désorganisation du cœur. Il arrive souvent que l'on prend pour un anévrisme une affection rhumatismale fixée sur cet organe.

VENTRE.

Affections de l'estomac.

23e *Observation*. Mme Zucher, 45 ans, réglée, rue du faubourg Montmartre, 62, avait depuis 10 ans une maladie de l'estomac, caractérisée par des vomissements bilieux et des aliments, le matin, provoqués par accès de toux, rapports sulfureux, accès d'étouffements et de migraine qui l'obligeaient à se coucher. Battement dans l'œil d'un seul côté alternativement, crachement de sang, règles régulières avec douleur des reins et migraines pendant et après. Palpitations en marchant, accès de goutte dans les pieds ; sommeil bon, bruit dans les oreilles. Le 12 janvier 1838, elle était dans cet état lorsqu'elle me consulta. Deux doses de *bryone* avec une de *soufre* l'ont débarrassée de cette affection, et le 24 février, quarante jours après, elle ne se ressentait d'aucun symptôme.

24e Observation. Une femme, qui avait accouché six semaines auparavant, souffrait des douleurs suivantes : violentes douleurs au creux de l'estomac, fréquents battements de cœur, lèvres bleuâtres, constipation opiniâtre, selle seulement tous les cinq jours ; battement et pulsations dans le front, surtout quand les douleurs de l'estomac étaient plus fortes ; toux sèche, douleurs spasmodiques dans les membres inférieurs ; enflure des pieds le soir ; l'enfant qu'elle nourrissait vomissait souvent ; elle fut guérie en quelques jours par *noix vom.*, une dose. (*Archives*, t. IX.)

Coliques.

25e Observation. Une fille de cuisine, à la suite d'un refroidissement, fut prise de coliques épouvantables : cette fille, grasse et fraîche à midi, était comme un spectre le soir ; sa face était grippée et pâlie par l'excès de la douleur. Pour la réchauffer, on lui avait donné du café avec de l'eau-de-vie, appliqué des linges chauds sur le ventre, et administré plusieurs lavements qui ne ressortaient pas. *Aconit* administré sans succès ne fit ni bien ni mal, *douce amère* eut le même résultat, enfin *coloquinte* enleva les douleurs comme par enchantement.

26e Observation. J'ai été sujet à des coliques violentes qui me prenaient dès que je me refroidissais les pieds ; ces coliques me duraient deux ou trois jours, malgré tous les médicaments employés en pareil cas. En 1856, faisant déjà de l'homœopathie, je voulus essayer, si par les moyens qu'indique cette doctrine je ne serais pas débarrassé plus vite de cette affection. En effet, au bout de cinq heures, à l'aide de *soufre* et *graphites*, les coliques se dissipèrent et ne sont pas revenues depuis.

ESTOMAC.

27e *Observation.* Mme L***, âgée de 47, ans était venue à Paris pour me consulter ; elle était dans un état d'amaigrissement considérable, éprouvait, au creux de l'estomac, une chaleur brûlante constrictive ; il était douloureux à la pression, le ventre affaissé ; constipation, langue sèche, nette ; sécheresse de la gorge, soif, insomnie. Quelques doses de *soufre* et *sépia* à de longs intervalles éloignèrent pour longtemps cette gastrite chronique qui tendait à devenir cancéreuse. La malade, habitant sa campagne, fut soignée par correspondance ; depuis elle s'est trouvée assez bien pour n'avoir plus besoin de soins.

28e *Observation.* Mlle de H., enceinte, attendait sous peu de jours sa délivrance, lorsqu'elle fut prise d'un hoquet convulsif très fatigant, qui l'empêchait de boire et de manger : cet état durait depuis quelque temps malgré les soins du chirurgien. Une dose de teinture de *noix vomique* la fit disparaître.

VENTRE.

Hydropisie.

29e *Observation.* Milleran, ébéniste, rue de Sorbonne, 5. Depuis trois ans, ce malade qui était dans un état désespéré, était atteint d'une maladie du foie compliquée d'hydropisie ; cette affection principale était accompagnée de douleurs de tête violentes, de diarrhées sanguinolentes avec brûlure à l'anus, d'exostoses aux jambes ; sa face était cadavérique, les urines peu abondantes, à peine pouvait-il tenir sur les jambes. Il avait été soumis à l'usage des frictions mercurielles et pris le mercure doux à l'intérieur, sans aucun succès. A l'époque où je le vis on voulait lui faire la ponction ; s'y étant refusé, on le renvoya de l'hôpital de la Charité où il avait été admis. Il est resté 15 mois en traitement entre mes mains, mais il est sorti parfaitement guéri et n'a plus été malade depuis. Cette cure, commencée en 1834, a eu lieu en présence de plusieurs élèves en médecine.

Engorgement de l'utérus.

30e *Observation*. Mme Leclerc, rue Montmartre, 61, était depuis deux ans affectée d'un engorgement de l'utérus qui lui occasionnait des douleurs continuelles et pour lequel elle avait été saignée souvent sans résultat. L'organe était dur, bosselé, douloureux, et la malade ne pouvait rester longtemps sur ses jambes sans se trouver mal. Après six mois de traitement, elle put aller au bal et rester debout une partie de la nuit. Ses règles, qui manquaient depuis longtemps, revinrent régulièrement, et les douleurs, qu'elle éprouvait dans les reins à cette époque, disparurent. Elle reprit en même temps son embonpoint et sa santé qui avaient été altérés par cette maladie.

31e *Observation*. Madame Vilain, rue Neuve Saint-Denis, 18, était en proie depuis 8 jours à de vives souffrances dans le ventre, qui était dur, tuméfié, et très douloureux au toucher. C'était surtout vers la région du foie et de la matrice que les douleurs étaient plus vives ; de plus elle était prise de crises nerveuses dans lesquelles elle se cassa plusieurs dents. Il y avait de plus paralysie de la vessie et cessation des règles depuis trois mois. Le traitement qu'on lui avait fait suivre avant mon arrivée n'ayant eu aucun succès fut changé ; au bout de cinq jours, une réaction énorme se manifesta, la malade eut des vomissements et rendit par les selles plusieurs vases de caillots sanguins putrides, puis, après, environ un demi-litre de pus. Peu après, la malade se remit, les règles reparurent et elle put reprendre ses occupations qu'elle n'a pas cessées depuis.

Dérangement des menstrues.

52ᵉ *Observation*. Mˡˡᵉ la baronne de ***, âgée de dix-huit ans, était malade depuis six mois d'une suppression des règles ; sa face était très colorée, sa tête douloureuse ; elle y ressentait des élancements en se baissant ; de vives douleurs se faisaient sentir dans le bas ventre, à l'époque habituelle des règles ; elle avait la poitrine couverte de boutons avec prurit. La malade, soumise à l'usage du *soufre*, a vu ses règles revenir et les diverses souffrances, dont elle était atteinte, disparaître en même temps.

53ᵉ *Observation*. Une jeune fille souffrait, depuis neuf mois, d'une affection grave, survenue à la suite d'une suppression des règles, qui provenait de ce que la malade avait lavé une chambre pendant sa menstruation ; elle reçu une dose de *noix muscade*, et, au bout de huit jours, les règles étaient et restèrent à l'état normal.

(*Archives.*)

Hystérie.

54ᵉ *Observation*. Une femme de 46 ans, qui était

sujette à des attaques d'hystérie, et qui avait été déjà traitée sans succès par plusieurs médecins, fut prise d'un
accès, dans lequel elle se plaignait de chaleur, de soif
avec violents spasmes du bas ventre et globe hystérique.
On lui administra une dose de *noix vomique*; peu
après, elle s'endormit, ce qu'elle n'avait fait depuis
longtemps, et se réveilla guérie.

Maladies de vessie.

55e *Observation.* Un jeune homme de vingt ans se
plaignait de frissons, mauvais appétit, sels liquides.
mais surtout d'un besoin continuel d'uriner, avec émis-
sion peu copieuse, douloureuse, d'une urine trouble;
un régime convenable, appuyé de teinture de *pulsatille*, guérit le malade en vingt-quatre heures.

(*Archives*).

Dyssenterie.

56e *Observation.* M. ***, âgé de quarante-cinq ans,
fut pris de coliques et de dyssenterie après un refroidissement; cet état durait depuis huit jours, et on avait
infructueusement administré des remèdes, placé des
cataplasmes sur le ventre. Le malade, lorsque je le vis,
avait de la fièvre, avec soif, chaleur à la peau, langue
rouge; il avait eu de douze à quinze selles liquides dans
la journée, il lui semblait que ses intestins allaient sortir
par l'anus. Une dose d'*aconit* abattit la fièvre, calma le
malade; du *vératrum album* fit disparaître la maladie
en deux jours

57e *Observation.* Une dyssenterie avec tenesme vio-

lent chez une femme de 55 ans, résista pendant plu_
sieurs jours à tous les remèdes allopathiques, et céda,
en dix heures de temps, à une dose de *soufre*.

(Archives).

Hémorroïdes.

38. *Observation*. Paul Michaud, peintre en bâtiments,
faubourg Montmartre, 66, éprouvait, par suite d'une
suppression hémorrhoïdaire, saignant beaucoup habituellement, une oppression comme s'il avait eu une
pierre sur la poitrine. Ce symptôme était accompagné
de bourdonnements dans l'oreille gauche depuis deux
ans, et de palpitations. Ce malade, qui vint me consulter
le 5 janvier 1858, reçut deux doses de *bryone*, et une
de *soufre*, en quinze jours de temps, et le 20 janvier,
lorsqu'il revint, il était assez bien pour ne plus vouloir
rien prendre.

39e *Observation*. Une femme de quarante-huit ans,
mère de plusieurs enfants, était sujette, depuis sa dernière couche, à des tumeurs hémorrhoïdaires; ces tumeurs saignaient plusieurs fois par an avec soulagement.
Tout-à-coup des causes morales vinrent exaspérer l'affection, qui offrit alors le tableau suivant :
Prurit et ardeur à l'anus, au périnée, aux parties
génitales et dans le rectum; tenesme fréquent, petites tumeurs au nombre de six à la marge de l'anus; elles sont
d'un rouge livide et très douloureuses; impossibilité de
se remuer ou de s'asseoir; selles douloureuses. On ap-
pliqua sur les tumeurs des compresses trempées dans une
décoction de camomille, et fit prendre intérieurement
une petite partie d'un grain de l'extrait de cette plante.

au bout de vingt-quatre heures, tous les symptômes étaient diminués, et le quatrième jour il n'en restait plus trace.

40° *Observation.* M. S., employé au ministère de la guerre, était sujet à des hémorrhoïdes douloureuses qui occasionnaient beaucoup de démangeaison et rendaient les selles difficiles ; une dose de *soufre*, suivie de *noix vomique*, l'en débarrassa complétement.

Maladies des glandes des os et articulations.

41° *Observation.* Mme F. était atteinte depuis deux ans d'un engorgement du sein droit ; après lui avoir fait subir plusieurs traitements, les médecins distingués qui la soignaient jugèrent à propos d'établir une compression méthodique ; cette compression fut faite à l'aide de disques de fer et d'amadou, et maintenue pendant quinze mois. La malade eut le courage de supporter ce supplice aussi longtemps, et sans aucun succès ; enfin on proposa l'amputation. Sur ces entrefaites, on me fit appeler, et ne voyant pas péril à remettre l'opération à plus tard, j'engageai la malade à suivre un traitement, par lequel je fus assez heureux pour la débarrasser en deux mois. Depuis, et il y a de cela un an, rien n'a reparu dans la glande qu'on voulait extraire, opération à laquelle la malade aurait probablement succombé. J'ai traité plusieurs affections de ce genre, je n'ai pas été aussi heureux dans tous les cas ; mais, en général, je suis parvenu à calmer les douleurs et à faire rétrograder la maladie.

42° *Observation.* Mlle de T., âgée de huit ans, était depuis deux ans affectée de douleurs dans la colonne vertébrale, qui commençait à se dévier; il y avait à la hauteur des épaules, un endroit tellement douloureux, qu'on ne pouvait y poser le doigt. Son médecin habituel avait proposé d'établir quatre cautères en cet endroit; ses parents, avant de se décider, me consultèrent. Je fis laisser les cautères de côté, et fis suivre à la malade un traitement de onze mois, pendant lequel les douleurs disparurent et la colonne vertébrale se redressa tant soit peu, assez pour qu'on ne puisse s'apercevoir de sa courbure, quand la malade est habillée.

45ᵉ *Observation.* M. N., rue Pigale, nᵒ 1, marchand de vins, était, depuis cinq ans, sujet à des douleurs rhumatismales, qui le faisaient beaucoup souffrir; il avait fait plusieurs traitements qui avaient empiré son état: des saignées fréquentes, des sangsues sur toutes les articulations, et plusieurs fois, de telle sorte qu'il comptait qu'on avait pu lui en mettre cinq cents. Il avait pris soixante bains de vapeur, s'était frotté avec toutes les pommades possibles, et, lorsque je le vis, il était au lit depuis trois mois, ne pouvant remuer sans réveiller les douleurs. Les articulations des pieds, des genoux, des doigts, des poignets étaient gonflées, douloureuses au toucher; la nuit, le malade jetait des cris qui étaient entendus des voisins; je prescrivis à l'intérieur teinture d'*arnica*, dix gouttes dans de l'eau, par cuillerées à bouche, frictions sur les parties, douloureuses avec un mélange de cette substance et d'eau-de-vie aqueuse. Le malade put dormir le troisième jour; *soufre, bryone,* l'amenèrent en quinze jours à un état tel qu'il put vaquer à ses affaires, ce qu'il n'avait fait depuis longues années. L'amélioration continua sous l'influence de *chaux carbonatée* et de *pétrole.*

44e Observation. Mlle Virginie, rue du Caire, 12, huit ans, très faible et petite pour son âge, portant depuis deux ans cinq fistules à la partie inférieure droite de la poitrine. Cette maladie, qui indiquait une carie des côtes, était accompagnée d'une légère déviation de la colonne vertébrale; le pus qui en sortait était de mauvaise nature, la malade souffrait beaucoup dans cette partie; éprouvait de grandes difficultés à respirer et avait une toux presque continuelle; pas d'appétit, peu de sommeil, douleurs de tête continuelles. Plusieurs médecins, qui l'avaient vue, avaient renoncé à l'entreprendre; j'eus moi-même beaucoup de peine à m'y décider, à cause de la gravité et de l'ancienneté de cette maladie, qui avait considérablement altéré la santé de l'enfant. Cependant je cédai aux supplications de la mère et je n'eus pas lieu de m'en repentir; car, quoique le traitement fût long, il fut assez heureux pour qu'en dix mois la santé de l'enfant se soit considérablement améliorée; le sommeil, la gaieté, l'appétit étaient revenus, les douleurs étaient calmées, la toux disparue; et cette enfant, qui est encore en traitement, sera bientôt guérie d'une affection qui menaçait de la conduire au tombeau.

Choléra.

Les succès obtenus par l'homœopathie dans le choléra, quoique assez nombreux, ont été étouffés et sont restés presque inconnus, parce que, à l'époque où il parut à Paris, il n'y avait qu'un très petit nombre de médecins pratiquant cette médecine; cependant à Rome, à Naples, à Londres même, ils ont été assez marqués pour faire sensation.

45ª *Observation*. Le nommé Moquari est attaqué subitement, le 9 octobre, d'une forte diarrhée cholérique avec gargouillement, coliques et crampes dans les membres ; bientôt les vomissements se joignent à ces symptômes ; le pouls nul, la voix sépulcrale, la langue froide, et la face telle qu'on la voit dans une violente attaque de choléra. Trois doses de *veratrum*, données à des époques rapprochées, amenèrent une amélioration ; le 10, les selles étaient blanchâtres, les urines supprimées depuis quarante-huit heures ; une dose de *cantharides* suffit pour ramener leur cours naturel, et le lendemain, le malade se portait bien.   (*Archives.*)

46ᵉ *Observation*. La femme Boulanger fut atteinte dans le même temps d'une attaque de choléra violent, dont les symptômes étaient encore plus graves que dans le cas précédent ; les membres étaient cyanosés. La malade a été guérie dans l'espace de trente-six heures, par des doses de *vératrum* et de *cuivre* alternées.

Névralgies.

45ᶜ *Observation*. Un homme de cinquante ans se plaignait de douleurs nocturnes dans la cuisse droite avec faiblesse de la cuisse, telle qu'il pouvait à peine se traîner ; tout-à-coup éclata une sorte de paralysie des membres, avec des douleurs atroces, surtout la nuit. Une dose de *camomille* par jour, enleva en trois jours la paralysie ; les douleurs cessèrent bientôt, et après six doses, le malade marcha beaucoup mieux qu'il ne l'avait fait depuis des années. La *camomille* a guéri chez deux hommes, une immobilité du bras, qui durait depuis plusieurs semaines, et ne leur permettait pas de s'habiller.

48ᵉ *Observation*. Mᵐᵉ de Seh, âgée de 40 ans, veuve, était malade depuis quatre ans. Elle avait été prise, sans qu'elle en sût la cause, d'une douleur dans la région des fausses côtes ; cette douleur, qui revenait par accès d'abord tous les mois, revint bientôt tous les jours après dîner. Depuis quatre ans, cette femme était traitée sans succès par les médecins ; pilules, mixture, vésicatoires, etc., avaeint été employés. Cette affection, qui était accompagnée de violentes coliques qui forçaient la malade à se tenir courbée, fut enlevée en deux mois par *bryone* et *coloquinte*. Depuis deux ans, elle jouit d'une bonne santé.   (*Archives.*)

49ₑ *Observation.* Mᵐᵉ C., âgée de cinquante-sept ans, d'un tempérament nerveux, fut prise d'une douleur sciatique insupportable, qui l'empêchait d'étendre le membre ; l'année précédente, cette même douleur avait paru, et n'avait cédé qu'à l'application de quarante sangsues. Après douze jours de traitement, cette maladie qui en outre, était sujette à des coliques, fut débarrassée en vingt-quatre heures, par une dose de *pulsatille*, de sa cruelle maladie.

Maladies de la peau.

50ₑ *Observation.* M. Roger, peintre en bâtiments, rue Montholon, **22**, portait, depuis cinq ans, un bouton sur l'aile gauche du nez. Ce bouton, de nature dartreuse, lui causait une douleur de brûlure insupportable ; il avait employé beaucoup de pommades, s'était purgé souvent, tout cela, sans succès. Cette affection qui menaçait de devenir cancéreuse, ne céda qu'en trois mois à des doses de *soufre* et de *sépia* ; quelques autres médicaments ont été donnés infructueusement.

50ᵉ *Observation.* Mˡˡᵉ Masson avait sur la face une dartre écailleuse qui traversait d'une pommette à l'autre ; de plus, sa santé était dérangée depuis plusieurs années ; pas d'appétit, constipation opiniâtre, règles dérangées, flueurs blanches abondantes. Quelques doses de *soufre*, aidées de *phosphore* et *belladonne*, firent disparaître la dartre ; *pulsatille*, donnée plus tard, régularisa les règles, et fit disparaître la leucorrhée.

51ᵉ *Observation.* M. F. portait sous le nez une croûte dartreuse depuis fort longtemps ; cette affection, qui était accompagnée de rougeur des paupières avec collement des yeux le matin, avait résisté aux divers traitements qu'avait suivis le malade ; elle était très tenace, et ce ne fut qu'après quelques mois de traitement qu'elle disparut. Les divers médicaments employés ont été successivement : *soufre, sépia, charbon, clématite, lycopode,* alternés, et plusieurs fois répétés.

Rougeole.

Dans deux épidémies de rougeole, dit le docteur Mulenhein, j'ai eu recours à *aconit, bryone* et *pulsatille*, suivant l'exigence des cas, et j'ai pu me convaincre que ce traitement l'emportait de beaucoup sur l'allopathie ; eu égard à la promptitude et à la facilité avec lesquelles il procurait la guérison, chez les enfants et les adultes.

52ᵉ *Observation.* Antonio Liorio, soldat aux gardes, âgé de vingt-un ans, entra à l'hôpital de la Trinité, le 24 avril, atteint de rougeole. C'était le cinquième jour de la fièvre, et le troisième de l'éruption ; éruption confluente, rouge, cuisson pongitive dans les yeux, toux sèche avec douleur de poitrine, enrouement avec dou-

leur de la gorge, chaleur, pouls profond, rapide, irrégulier ; il n'avait encore rien pris, lorsqu'il entra dans
notre clinique ; le 22 avril, il reçut *aconit*, pour régime
soupe au lait ; dans la matinée du 23 avril, solution, du
même médicament et même régime ; les 24, 25 et 26,
le mieux continua, il mangea comme un homme bien
portant ; le 27, accès de toux, et vomissements de matières bilieuses avec un lombric. On prescrit *pulsatille* ;
le 28, guérison complète.

Le docteur Bettmann dit que, sur trente-six enfants
qu'il a traités de rougeole, tous furent guéris, en peu de
jours, par *aconit*, qui répondait le mieux aux symptômes.   (*Archives*.)

Scarlatine,

Dans une épidémie de scarlatine, qui commença en
février 1828 et dura jusqu'en avril, le docteur Mensk
a traité à lui seul une soixantaine de personnes ; sept
sont mortes ; chez deux d'entre elles, la cause en fut en
quelque sorte aux parents. *Belladone* n'a pas toujours
suffi ; *mercure, noix vomique* ont quelquefois été utiles
pour les ulcères dans la gorge et la bouche. Il y avait
quinze ans environ qu'il avait eu occasion d'observer
ailleurs une pareille épidémie ; un autre médecin allopathe lui avait été adjoint. Quelle différence dans le
traitement, dit-il, combien la guérison était lente et
surtout la convalescence ! à combien de maladies ne
furent-ils pas exposés, maladies dont je n'aperçus
aucune trace chez mes derniers malades ! Cette différence seule devrait engager à étudier l'homœopathie.

(*Archives, t. 7.*)

Rhumatismes,

35ᵉ *Observation.* Un rhumatisme aigu avec impossibilité d'étendre ou de ployer l'articulation du coude, et douleurs tensives du genou, avec taches rouges de deux pouces de diamètre sur le tibia ; fut guéri par *lycopode*, quatre doses en huit jours.

54° *Observation*. Un rhumatisme aigu avec faiblesse paralytique dans les jambes, et impossibilité de ployer les genoux, céda à *phosphore*, trois doses en huit jours.

(*Archives*, t. 7.)

Terminaison.

De la série d'observations qui précède, on peut conclure, selon nous, que toutes les maladies sont curables par l'homœopathie ; ce qui ne veut pas dire qu'on guérit tous les malades, car s'il en était ainsi, on ne mourrait plus ; cela veut dire seulement, que toutes les maladies curables peuvent l'être de cette manière. Quant à celles qui résistent, soit que la maladie soit trop avancée et la désorganisation trop grande, soit que le malade trop épuisé ne présente plus aucune espèce de réaction à l'action médicatrice, ils se trouveront encore mieux de l'application des principes de cette doctrine, que de toute autre ; car, au moins, ils seront affranchis des souffrances que déterminent des médications perturbatrices. Si, dans des cas pareils, quelque médecine pouvait aussi être employée avec avantage, ce serait la médecine palliative convenablement appliquée. Ainsi, en défendant la nouvelle doctrine, je n'ai pas prétendu dire qu'elle seule était bonne, mais qu'elle était la meilleure, dans une multitude de cas.

CHAPITRE IV.

PRÉCIS DE MÉDECINE DOMESTIQUE.

En publiant cet extrait de médecine domestique, notre but a été de mettre les malades à même de se soigner dans les cas peu graves, et par là, de s'assurer de l'action des médicaments; pour y parvenir, nous avons dû, autant que possible, n'énumérer les symptômes, que d'une manière sommaire, et créer un ordre qui puisse faciliter les recherches; nous n'avons trouvé rien de mieux que de ranger les maladies en allant de la tête aux pieds, plaçant dans un paragraphe séparé les maladies de la peau et les maladies générales. Nous avons évité d'indiquer le traitement des maladies graves qui nécessitent impérieusement la présence du médecin; mais comme, d'un autre côté, les affections sérieuses débutent quelquefois par des indispositions, nous recommanderons aux malades, pour éviter des erreurs toujours fâcheuses en pareil cas, de prendre conseil après deux ou trois essais infructueux; nous leur recommanderons aussi de mettre, autant que possible, un intervalle de huit ou dix heures entre chaque médicament, dans le cas où le premier n'aurait pas réussi. S'il y avait quelque exception à cette règle, ce serait pour quelques douleurs de dents ou d'oreilles chez les individus bien portants; dans ce cas, on pourrait rapprocher les distances. Enfin, pendant l'usage des médicaments, on devra s'abstenir de liqueurs fortes, vins purs, acides, café, et, autant que possible, mettre deux heures d'intervalle entre le repas et la prise des médicaments.

Pour éviter toute espèce d'inconvénient, nous n'avons laissé à la disposition des malades que des médicaments très atténués, afin que s'ils se trouvent mal appliqués, malgré les indications que nous avons fournies, ils ne puissent leur être préjudiciables; mais cependant assez forts pour qu'ils puissent agir dans les cas ou leur application sera convenable.

Quand une première dose, composée de deux grains d'un médicament, n'aura pas soulagé au bout d'un temps convenable, c'est-à-dire après six ou huit heures, il sera inutile de revenir au même médicament; car alors, c'est qu'il n'aura pas puissance d'agir, son application ayant été mauvaise, et il faudra faire un nouveau choix. Si au contraire il a soulagé pendant un certain temps, et que la douleur reparaisse, c'est qu'il aura épuisé son action; alors on pourra le répéter avec avantage.

On pourra, à volonté, prendre les médicaments secs, ou les faire fondre dans six cuillerées à soupe d'eau, et en administrer une toutes les heures, ou toutes les deux heures au malade, suivant l'intensité de la douleur, ou la gravité du cas. Pour faciliter les recherches, les médicaments ont été numérotés, les numéros correspondent à ceux des pharmacies, bien que les médicaments qu'elles contiennent aient été étiquetés et placés par ordre alphabétique.

On trouvera les pharmacies chez CATELAN, pharmacien, rue Taitbout, 8; chez Weber, rue des Capucines, 8.

Maladies de la tête.

Les maux de tête, survenant chez les individus jeunes et sanguins, seront combattus avec avantage par 2 *aconit*, si le siége est sur le front, la face habituellement colorée, et l'individu sujet à des saignements de nez.

5 *Belladone* pourra être utile après 2 *aconit*, si celui-ci n'a pas produit un résultat satisfaisant.

5 *Belladone* dans le même cas, chez les individus lorsque le mal de tête est martelant, ou si, en remuant la tête, le malade éprouve à l'intérieur une sensation de fluctuation.

58 *soufre*, si le mal de tête a son siége vers le sommet, et si le malade est habituellement constipé.

Après refroidissement, 2 *aconit*, 18 *douce amère*, 5 *belladone*, 50 *noix vomique*.

VERTIGES, ÉTOURDISSEMENTS, 2 *aconit*, 5 *belladone* chez les individus sanguins; 50 *noix vomique* quand ces phénomènes seront accompagnés de constipation. MIGRAINES, 9 *café*, 50 *noix vomique*, 16 *coloquinte*, 28 *natrum m.*, pourront être utiles. Je ne les indique ici, que pour ne pas laisser de lacunes; cette affection, étant ordinairement chronique, tient souvent à l'état maladif d'un organe éloigné, l'estomac ou les intestins.

Yeux. Les maladies des yeux étant toujours graves de leur nature, en ce qu'elles attaquent un organe important, nous n'en parlerons pas, n'ayant pas cru devoir laisser le malade à lui-même en pareil cas.

Oreilles. Lorsqu'à la suite d'un coup d'air ou d'un refroidissement général, il surviendra des douleurs d'oreilles, 18 *douce amère*, 2 *aconit*, 5 *belladone*, 55 *pulsatille*, 10 *camomille* seront indiqués. Lorsque la douleur d'oreille sera accompagnée de douleurs de dents. (Voyez dents).

Nez. Saignements, 2 *aconit*, 38 *soufre*, 3 *arnica*.

Coryza. Rhume de cerveau. Cette maladie prend souvent après un refroidissement du corps ou d'une partie du corps; dans ce cas, 18 *douce amère*, 2 *aconit*, 37 *spigélie*; s'il est accompagné de toux, 51 *phosphore*.

Dents. Les maux de dents peuvent tenir à des causes diverses; si la dent est cariée, on parviendra bien à calmer la douleur pendant quelque temps, mais on sera toujours dans la nécessité de la faire extraire un jour ou l'autre. Si les dents sont saines et que la douleur soit accidentelle, comme celles qui surviennent à la suite d'un coup d'air, on pourra faire usage avec quelque succès de 5 *belladone*, 18 *douce amère*; si elle est accompagnée de douleurs d'oreilles, 55 *pulsatille* ou 10 *camomille*; dans le cas de fluxion, ce dernier devra être préféré. Quand les gencives sont gonflées et douloureuses, 27 *mercure sol.*, chez les enfants qui souffrent pour faire leurs dents, 14 *chaux carb.*; dans ce dernier cas, on fera fondre un grain du médicament dans six cuillerées à soupe d'eau, on en donnera une tous les matins à l'enfant, pendant huit jours.

Aphtes. On désigne ainsi de petites ulcérations oblongues qui se forment dans la bouche, et y causent une douleur brûlante; cette maladie affecte souvent les enfants. On combat avec succès cette affection, à l'aide des médicaments suivants : 1 *Acide sulphur.*, 7 *borax*, 27 *mercure sol.*, 50 *noix vomique*; pour les enfants, on agira comme il a été dit plus haut.

ANGINE ou mal de gorge. Maladie inflammatoire de la membrane muqueuse de l'arrière bouche et du voile du palais, caractérisée par rougeur des parties et douleurs en avalant à vide, et quelquefois accompagnée du gonflement des amygdales et d'enrouement lorsqu'elle survient à la suite d'un refroidissement général ou partiel. 2 *aconit*, s'il y a beaucoup de fièvre, et 18 *douce amère*; si les amygdales sont gonflées, 4 *baryte*, 5 *belladone*, 27 *mercure sol.*

CATARRHE AIGU, toux, rhume. Quand la toux est la suite d'un refroidissement, et qu'elle est accompagnée de fièvre légère, 2 *aconit*, 18 *douce amère*; si la toux provoque de la douleur dans les deux côtés de la poitrine, 19 *drosera;* si elle est sèche avec secousses dans la tête, et qu'elle ait lieu plus particulièrement la nuit, 5 *belladone*; si elle répond dans le ventre, 50 *noix vomique*; avec nausées ou vomissement, 25 *ipécacuanha*, et 24 *foie de soufre*; si les crachats deviennent jaunes et abondants, 55 *pulsatille*.

Avec oppression, 59 *sureau*, 58 *soufre*, pourra aussi être utile.

APHONIE ou perte de la voix. Cette indisposition vient ordinairement après refroidissement, chez les individus sanguins, 2 *aconit*, 50 *noix vomique*; chez les femmes, 55 *pulsatille* ou 19 *drosera*.

PALPITATIONS. Nous ne parlons ici que des palpitations qui peuvent survenir accidentellement, et qui n'ont pour cause, ni un état grave du cœur, ni même une affection nerveuse de cet organe, le malade étant hors d'état d'agir sans conseil dans ces circonstances. Dans les cas accidentels dont nous voulons parler, et qui peuvent être la suite d'un refroidissement ou d'une course forcée, on pourra se trouver bien, chez les individus nerveux, de l'emploi de 50 *noix vomique*, 3 *belladone*, 27 *spilégie*; chez les individus sanguins, 2 *aconit*, 27 *spilégie*; chez les femmes, 17 *digitale*, 33 *pulsatille*; dans quelques cas, 58 *soufre*, pourra être pris avec avantage.

Estomac. Les maladies de l'estomac sont nombreuses, nous les diviserons en *nausées*, pour lesquelles nous recommandons, 25 *ipécacuanha*, 8 *bryone*, 50 *noix vomique*, quand elles sont accompagnées de maux de tête (Voir *Maux de têtes.*)

Vomissements. Quand ils sont la suite d'indigestion, que les matières ingérées sont à peu près sorties, et qu'il ne reste plus que les douleurs provoquées par les contractions de l'estomac; nous indiquerons en général : 25 *ipécacuanha*, 33 *pulsatille*, 50 *noix vomique*, 8 *bryone* ; quand l'indigestion est la suite de l'abus des liqueurs alcooliques de préférence; 50 *noix vomique*, 33 *pulsatille*, quand au contraire, elle est produite par des viandes grasses. Quand elle est occasionnée par le mouvement ou par l'ingestion d'eau, 22 *hellébores b.*

Vomissements bilieux. 8 *bryone*, 50 *noix vomique*, 10 *camomille*. Vomissements des aliments, les mêmes médicaments que ci-dessus, en plus : 58 *soufre*, et 33 *pulsatille*; chez les enfants, 10 *camomille*, 27 *ipécacuanha*, 11 *chaux carbonatée*; chez les femmes enceintes, 50 *noix vomique*, et 27 *ipécac.*

Crampes d'estomac. Cette affection se manifeste ordinairement par une douleur de contraction au creux de l'estomac, qui tantôt semble serré par une griffe de fer, ou se retourner sur lui-même. Cette maladie affecte souvent les personnes nerveuses ; les médicaments les plus utiles en pareil cas sont : 10 *camomille*, 15 *cocculus*, 9 *café*, 16 *bismuth*, 26 *jusquiame* ; si les douleurs sont accompagnées de brûlements, 12 *charbon végét.* de préférence.

COLIQUES. On désigne sous ce nom des douleurs de ventre ; elles reconnaissent différentes causes ; ainsi, elles peuvent survenir à la suite de refroidissement ; dans ce cas, 18 *douce amère*, 16 *coloquinte* peuvent être utiles ; si elles sont accompagnées de fièvre, 2 *aconit* ou 30 *noix vomique* ; lorsqu'elles sont accompagnées de douleurs déchirantes, 16 *coloquinte* ; si le siége est au-dessus du nombril, 30 *noix vomique* ; s'il est au-dessous, 8 *bryone*.

Si elles sont le résultat de l'accumulation des vents dans l'intérieur des intestins, 58 *soufre*, 25 *graphites*, 15 *ciguë*, 8 *bryone*, accompagnées de diarrhée (Voir plus bas).

CONSTIPATION. En général, 58 *soufre*, 50 *noix vomique*, 8 *bryone*, 15 *ciguë*, 52 *plomb*, 28 *natrum m.* ; si la constipation est accompagnée de maux de tête, 58 *soufre*, 28 *natrum. m.* ; si le sujet est hémorrhoïdaire, 50 *noix vomique*, 25 *graphites*, 58 *soufre*.

DIARRHÉE. Lorsqu'elle est la suite d'un refroidissement, 18 *douceamére*, 50 *noix vomique*, 8 *bryone*, 27 *mercure s.* ; si elle est accompagnée de faiblesse, 55 *pulsatille* ; s'il y a froid du corps, grande faiblesse, envie de vomir, 22 *helléboré bl.*

Quand cette maladie survient chez les enfants, si elle est bilieuse, 10 *camomille* ; jaunâtre, 53 *rhubarbe* ; pendant la dentition, 11 *chaux carb.* ; compliquée de vers intestinaux, *14 cina*, *58 soufre*, *30 noix vomique*, *57 spillégie*, *20 fer*, *25 graphites*.

HÉMORRHOÏDES. On désigne sous ce nom des gonfléments variqueux des veines, qui rampent autour de l'anus. Cette affection, qui souvent est accompagnée de douleurs assez vives en cet endroit, est toujours l'indice d'une constitution psorique; aussi, est-il dangereux de la traiter par des moyens externes capables de la faire disparaître, et pour tout autre but qu'un soulagement passager, car, dans ce cas, il n'est pas rare de la voir remplacée par une maladie grave des poumons ou du cerveau. Il y a des hémorrhoïdes de deux espèces, que nous distinguerons en psoriques et syphilitiques; les secondes succèdent toujours à une infection virulente, et réclament, pour la plupart, l'emploi des moyens anti-syphilitiques généraux

Lorsqu'elles sont saillantes à l'extérieur, gonflées, douloureuses, on se trouvera bien d'une application de compresses, trempées dans une forte décoction de têtes de camomille, en même temps qu'on fera usage de ce médicament à l'intérieur; dans les hémorrhoïdes avec démangeaisons, *38 soufre*, *24 ignatia* sont indiqués; avec saignements, *58 soufre* et *27 mercure sol.*

Avec douleur de brûlure, *12 charbon v.* et *27 mercure*; ce dernier surtout, si l'on peut supposer qu'elles tiennent à un vice syphilitique.

Je passerai sous silence les maladies de l'appareil génital, j'indiquerai seulement dans la difficulté d'uriner : *3 arnica*, comme la faisant promptement cesser lorsqu'elle est accompagnée de plénitude de la vessie, avec impossibilité de satisfaire, lorsqu'il n'y a pas d'obstacle matériel dans le canal; *2 aconit* est préférable quand elle est accompagnée de fièvre.

Maladies des os et des glandes.

Les affections glandulaires accompagnent souvent les maladies aiguës ou chroniques d'autres organes placés dans leur voisinage, comme cela se voit pour certaines affections dentaires, qui déterminent le gonflement des glandes sous-maxillaires et parotides, ainsi que dans quelques affections virulentes ; elles peuvent aussi être indépendantes, et survenir à la suite d'un coup d'air, d'une pression trop forte, d'une blessure, etc. Comme nous n'avons à nous occuper ici que des cas légers, nous indiquerons principalement les engorgements survenant à la suite de refroidissements, et coïncidant, pour la plupart du temps avec l'inflammation de la membrane interne de la bouche, et pour lesquels on pourra employer avec avantage les médicaments que nous avons indiqués pour les maux de gorge ou les maux de dents, savoir : 27 *mercure s.*, 5 *belladone*, 18 *douce amère*, 10 *camomille*, 40 *thuya*.

Dans les inflammations glandulaires, qui surviennent à la suite de coups, 5 *arnica* à l'intérieur, aidé de compresses trempées dans une décoction de cette plante, et appliquées sur les parties contuses ou blessées.

Maladies des os et des articulations, par suite de coups ; même moyen que ci-dessus.

Maladies de la peau.

Dans les plaies et les contusions, même traitement que pour les inflammations des glandes produites par la même cause.

Brulures. Laver la partie brûlée avec de l'alcool ou l'huile de thérébentine chaude ; si la brûlure est large et détermine des douleurs vives, et de la fièvre, **2** *aconit* et **10** *camomille* pourront calmer les douleurs.

CLOUS *ou* FURONCLES. **5** *Arnica*, **5** *belladone*, **40** *thuya*, seront utiles dans ces affections, pour calmer les douleurs.

PRURIT *et* DÉMANGEAISONS. **58** *soufre*, **12** *charbon v.*

ENGELURES. **58** *soufre*, **55** *pulsatille*, **29** *nitrum acid.*

GERÇURES. Les mêmes que pour les engelures, de plus, **24** *foie de soufre*, **44** *chaux carb.*

GALE. Dans le traitement de la gale, on devra insister sur l'emploi du soufre; il sera bien, dans ce cas, d'en prendre une dose matin et soir, pendant douze jours; quelques bains, des soins de propreté, quelques doses de *charbon végét.* devront compléter la cure; vers la fin on pourra se trouver bien d'une dose de **56** *sépia.*

SCARLATINE. **5** *belladone* est le médicament principal, cependant s'il y a de la fièvre, **2** *aconit.* Au début, on distinguera cette maladie de la rougeole, avec laquelle on pourrait la confondre, en ce que la scarlatine est toujours accompagnée de mal de gorge, la langue rouge et lisse, les rougeurs plus unies. La rougeole, au contraire, est le plus souvent accompagnée de toux, de larmoiement, et l'éruption forme des boutons séparés, commençant habituellement sur la poitrine.

Fièvres.

INFLAMATOIRE. Caractérisée par une chaleur générale, avec pouls dur et fréquent augmentant le soir, accompagnée de soif et rougeur de la langue; elle affecte ordinairement les individus sanguins, et succède fréquemment au refroidissement du corps; elle est aussi, dans quelques cas, le prélude d'une éruption à la peau, ou d'une affection du cerveau, de la plèvre ou du poumon. Dans tous ces cas, au début, on se trouvera bien de l'usage, 2 d'*aconit* répété toutes les deux heures; quand il y aura sécheresse de la peau, 5 *belladone* pour succéder à 2 *aconit*; lorsqu'elle précède le rhume, 50 *noix vomique*, 55 *pulsatille*, 10 *camomille*, seront préférables.

INTERMITTENTE QUOTIDIENNE. Cette fièvre est le plus souvent caractérisée par des frissons, au début, la chaleur survient ensuite, elle est brûlante, la peau sèche, la soif ardente ordinairement, puis la sueur vient après. 54 *quinquina*, pris deux heures après l'accès et répété toutes les deux heures, excepté pendant les quatre heures qui précèdent l'accès, suffit souvent pour la faire disparaître; quand elle est accompagnée de symptômes gastriques, 50 *noix vomique*, ou 25 *ipécacuanha*; après un refroidissement, 50 *noix vomique* et 18 *douce amère*, de préférence. Les fièvres étant souvent le prélude ou l'accompagnement de maladies graves, nous n'avons pu entrer dans trop de détails, afin de ne pas laisser le malade à lui-même dans des cas semblables.

Nous avons passé sous silence la menstruation; cependant nous croyons utile d'en dire ici quelques mots; ainsi dans les cas peu graves, c'est-à-dire lorsque son irrégularité ne sera pas déterminée par une affection organique de l'utérus, on pourra se trouver bien, dans le cas de retard et lorsqu'elles seront peu abondantes, des médicaments suivants :

Chez les femmes sanguines, 2 *aconit*, 58 *soufre*. Chez les femmes lymphathiques, faibles, sujettes aux palpitation ou maux de tête, 55 *pulsatille*, 28 *natrum m*.

Chez les femmes nerveuses. 5 *belladone*, 30 *noix vomique*. Lorsque les règles n'ont pas encore paru, on pourra en faciliter l'arrivée à l'aide de, 20 *fer*, 53 *pulsatille*, 28 *natrum m.* 58 *soufre*. Dans cette affection, on prendra les médicaments pendant un temps plus ou moins long; mais il faudra cesser quatre jours avant l'époque, et ne les reprendre que quatre jours après. Cette remarque est pour les femmes dont les époques sont à peu près régulières.

Douleurs rhumatismales. Si la maladie est la suite d'un refroidissement et n'est pas ancienne, 18 *douce amère*, 2 *aconit*, 50 *noix vomique*, si les douleurs sont plus fortes la nuit que le jour, 27 *mercure sol.*

FIN.

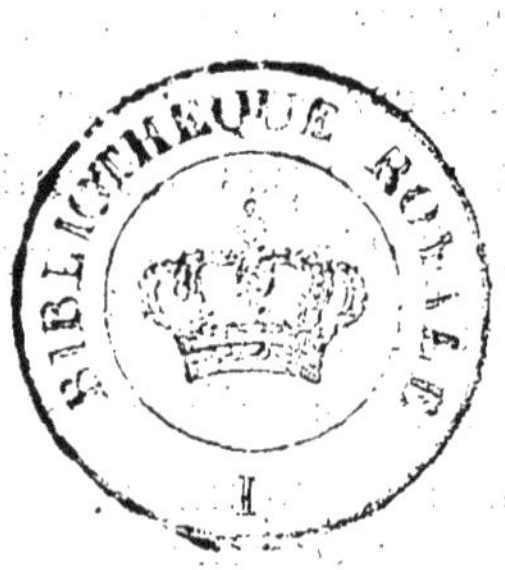

www.ingramcontent.com/pod-product-compliance
Ingram Content Group UK Ltd.
Pitfield, Milton Keynes, MK11 3LW, UK
UKHW020022080726
13614UKWH00004B/1502